I0759007

Det drejer sig om hjulets akse

Kolofon

Forfatter: Giovanni Bosmans

Omslag: maleri af Karine Lachat

Grafisk design: Tante Pee visual communication

ISBN: 9798843353155

NUR: 739

Første tryk: 2022

Nøgleord: gudsbevidsthed, meditation og seksuel energi

© 2022 Alle rettigheder forbeholdes. Ingen dele af denne publikation må reproduceres eller videregives i nogen form eller på nogen måde uden forudgående skriftlig tilladelse fra forfatteren.

Det drejer sig om hjulets akse

Putte, juni 2022

Forfatter: Giovanni Bosmans

Forord

Denne bog handler om østlige lærdomme og traditioner som yoga, tantra og buddhisme. Den forklarer kort, hvordan disse lærdomme ser på vejen til befrielse. Denne undervisning giver dig åndelig viden, indsigt og en højere intelligens.

Den orientalske visdom giver dig mulighed for at udfylde din rolle i samfundet og alligevel opleve frihed. På den måde bliver du spontan, total og glad og tiltrækkende for andre. Din kreativitet stiger, og du gør alt i sammenhæng. Hvis du stadig er bundet eller knyttet til samfundet, er du levende og ser ikke, hvad der virkelig er vigtigt. Denne bog giver dig indsigt i, at samfundet er en illusion. Lykken findes i dig selv.

Denne bog bør læses meditativt, hvilket betyder, at du stille og roligt lader indholdet virke på dig og overvejer, hvad det gør ved dig. At lade det påvirke dig betyder at absorbere alt uden at tænke, uden at tænke eller dømme. Du behøver ikke at acceptere noget som helst, for alle har deres egen sandhed; det handler kun om din oplevelse og sandhed.

Indhold

1. Introduktion

De østlige traditioner og lærdomme har i tusindvis af år beskæftiget sig med spørgsmålet om, hvordan man kan slippe ud af lidelses- og genfødselscyklusen. De giver dig indsigt og viden til at forstå illusionen om eksistens.

Fra det øjeblik, du bliver født, deltager du i samfundet, og bindings- og forventningsmønstret begynder. Det vil blive klart for dig, at dette er kilden til lidelse.

I denne bog gør jeg det klart, hvor du kan finde stilhed og hvile, og hvordan du kan komme dertil. Til dette formål tilbyder jeg meditationsteknikker, som hjælper dig med at komme ind til din kerne, hjulets akse.

Kroppen er dit køretøj, og så længe du lever, kan du bruge dette køretøj til at vokse. Seksualitet er et meget vigtigt element på jeres vej til enhed og frigørelse. Mennesket er i sin kerne et åndeligt og seksuelt væsen, der ønsker at vokse.

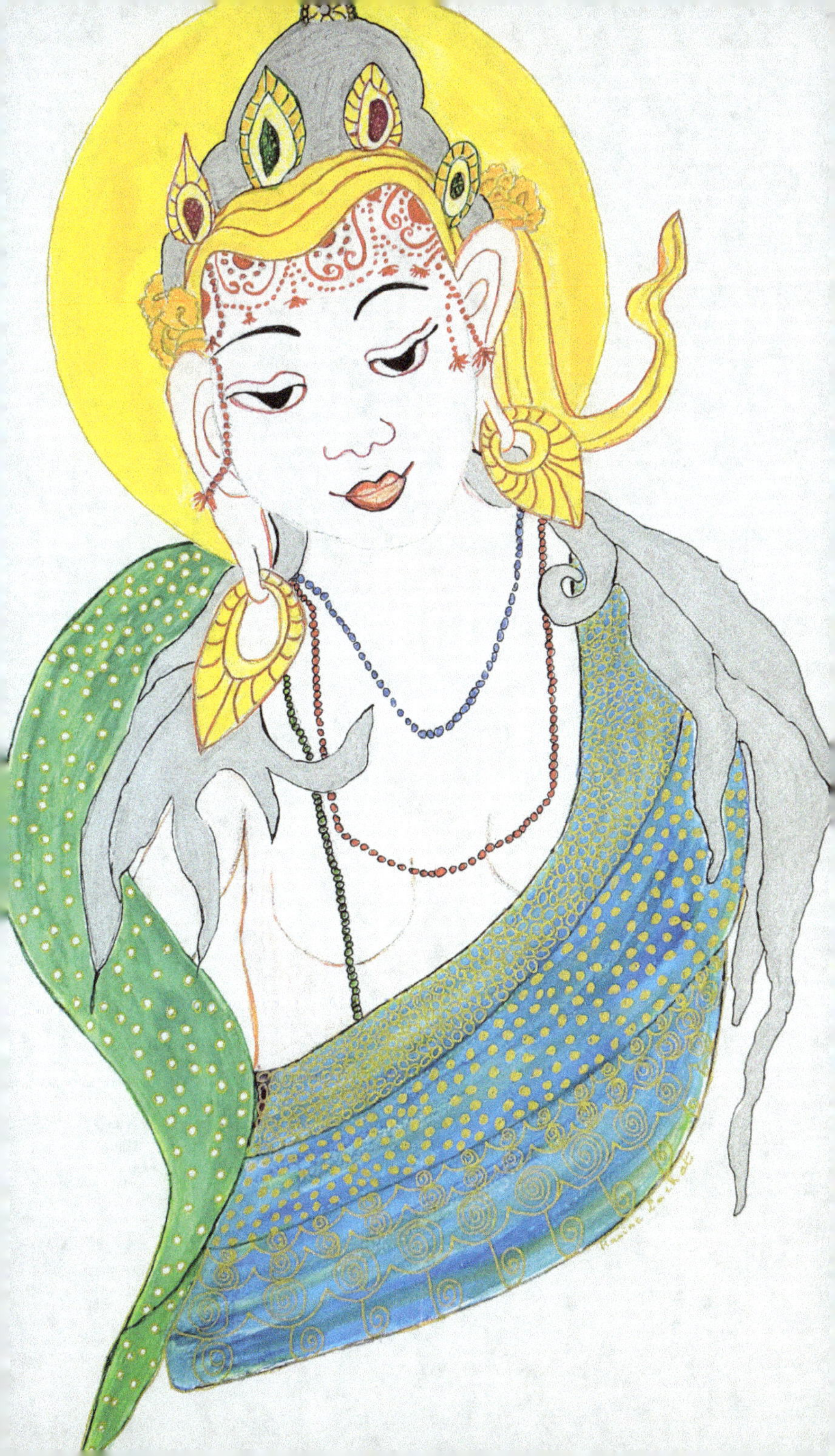

2. Hjulet

Jeg sammenligner samfundet med et hjul, der altid er i bevægelse. Vi lever i et hektisk samfund og oplever sjældent ægte fred og ro. Samfundet er fokuseret på forbrugerisme, er præstationsorienteret og har mange forskrifter.

Samfundet omfatter alt, hvad der ikke er permanent og i konstant forandring. Det drejer sig ikke kun om dig og andre mennesker, men også om store sociale organisationer eller institutioner som f.eks. uddannelse, politik og økonomi.

Ikke kun din krop, men også dine tanker, følelser og oplevelser ændrer sig konstant. Du og den anden person ændrer sig hele tiden: Du vil aldrig møde den samme person ved det næste møde. Situationen ændrer sig også hvert sekund, og alle dine følelser og tanker afhænger af situationen i øjeblikket.

Organisationer og institutioner som f.eks. banker, regeringen og medicinalindustrien har en meget stærk indflydelse på dig. De har interesser som f.eks. profitmaksimering, magt og politik og forsøger at holde så meget styring og kontrol med folk som muligt.

Også dine direkte omgivelser, dine venner, din familie og din partner har indflydelse på dig. Denne indflydelse kan være styrende og kontrollerende, og i så fald er den en hindring på din vej til frigørelse.

Hjulet vil aldrig gøre dig permanent lykkelig. Du vil opleve øjeblikke af lykke og begejstring, men det er aldrig dybtfølt, fordi du ved, at det er midlertidigt. Du ved, at du i dit liv vil skulle håndtere sygdom og død. Man lever mest for at overleve, og man føler, at livet i sig selv er meningsløst.

Dit sind og ego er formet af hjulet. Hvor og hvornår du er født og opvokset, spiller en stor rolle for, hvordan du tænker og handler. Dit sind og dit ego tænker, dømmer, projicerer og taler konstant og ser alting på deres egen måde. Det afhænger af opdragelse, konditionering, kultur og andre ydre påvirkninger.

Ingen ser samfundet på samme måde som dig. Ord kommer fra sindet og har altid et forhold til hjulet. Ord indebærer altid dualitet, ellers kan de ikke eksistere. Ord skiller. Kun i enhed er du hinsides dualitet, hinsides opdeling.

Filosofi og videnskab har også sit udspring i hjulet. De kommer af tænkning. Man kan filosofere over alt og undersøge alt. Intet er sikkert, og alt kan ændre sig. Før troede folk, at jorden var flad, nu tror de, at den er rund. Filosofi og videnskab hjælper dig ikke på din vej til frigørelse.

Alle religioner har forskrifter. Hvis de bliver pålagt og deres overholdelse krævet, vil det føre til uro og indre forvirring. Afhængigt af situationen kan du gøre ting, der ikke er i overensstemmelse med reglerne, og det sker hver dag.

Det samme gælder for dualiteter som himmel og helvede og godt og ondt, som skaber splittelse i dig. Resultatet er, at du oplever skyld og skam, sorg, smerte og frygt. Dualitet fører dig ikke til enhed.

At tale til Gud, at bede, er ligesom at tænke, at bruge ord. En bøn eller anmodning indebærer et ønske - årsagen til lidelse.

Gud kommer ind gennem stilhed, ikke gennem ord.

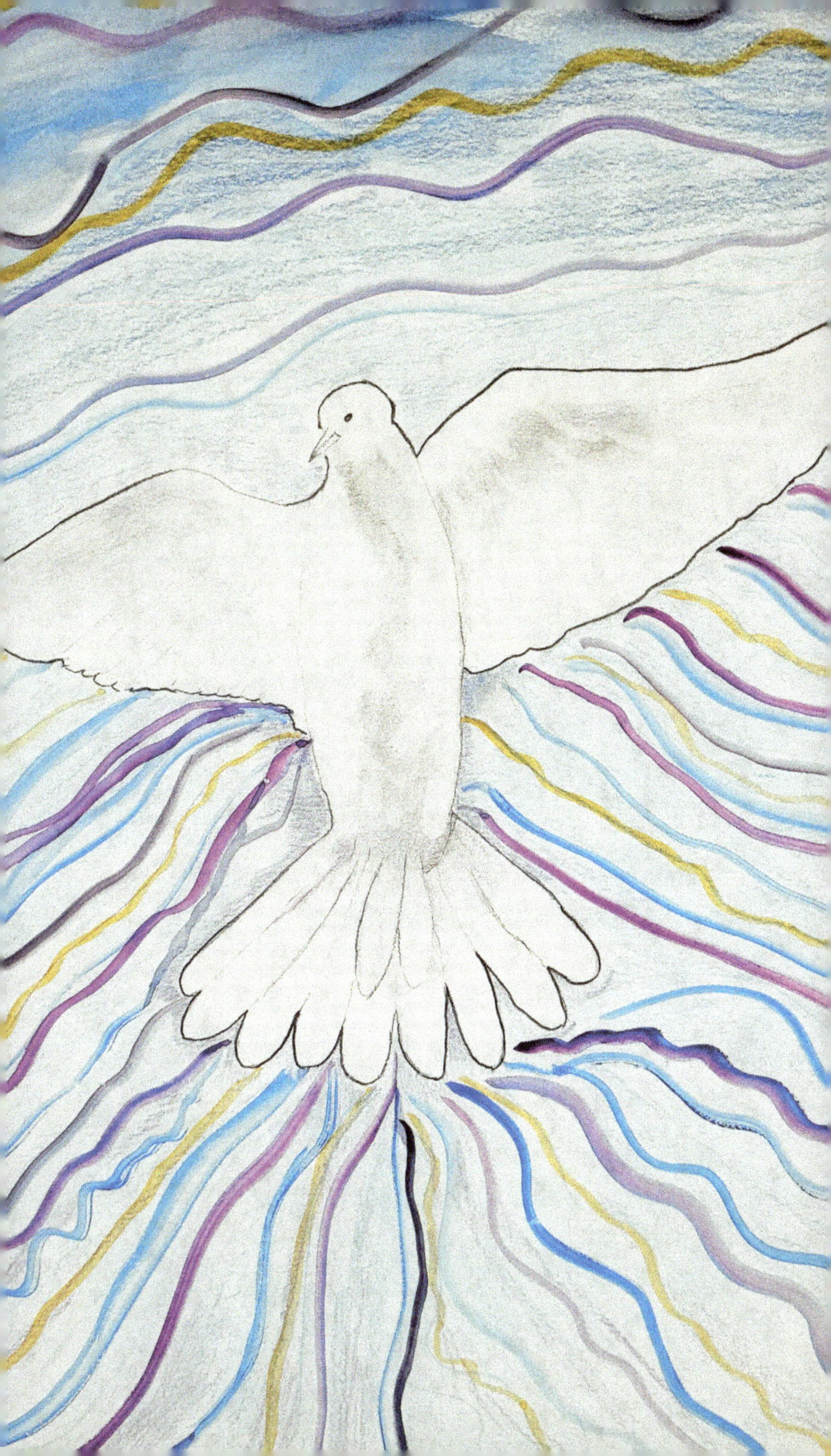

3. Aksen

Samfundet er her og vil forblive og kan blive en kilde til lyksalighed. Dette er muligt, hvis du går til hjulets akse. Hjulets akse er din kerne, din sjæl, din stilhed og tomheden i dig.

Yoga, tantra og buddhisme hjælper dig med at komme ind til din kerne. I denne tomhed og stilhed oplever du det guddommelige og går glad og fredfyldt gennem livet.

I din kerne oplever du ro, stilhed, fred og forbundethed. Når du har nået denne tilstand, begynder festen.
Du føler dig forbundet med alt og alle.
Du ser skønhed og sensualitet i alt.
Din aura ændrer sig.
Du bliver attraktiv, fordi folk føler, at du accepterer dig selv, og at du accepterer andre, som de er.

I Gudsbevidsthed virker loven om tiltrækning. Du er tom, uden modstand, så du er i harmoni med Guds og universets vilje. I stedet for at være en person, der skal gøre alting, handler det udelukkende om at "være". I er engageret på sjælsniveau, hinsides det fysiske, mentale og følelsesmæssige. Du kan dø til dit indre rum og opløses i det uendelige.

Ved at slippe af med behovet møder du dig selv. Du søger ikke længere lykken uden for dig selv, men i dig selv. Denne tilstand bringer dig i sidste ende ro, fred og lykke. Man kan ikke fordømme hjulet og bare dreje det uden fastgørelse. Så kan du nyde hjulet.

Med dit væsen, dit lys og din kærlighed hjælper du andre mennesker uden at gøre noget. Kun i din kerne kan du opleve lys og kærlighed og give. Denne kærlighed er ubetinget, uden at forvente noget til gengæld.

Hvis du ikke er i din kerne, tror du, at du elsker nogen, men det er ikke ægte kærlighed. Dit sind ønsker altid at tage og ser din partner som en ejendom.

I din kerne nyder du hjulet og er glad, spontan og strålende. Dine handlinger er totale og ikke styret af dit sind eller ego. Du er ikke ophidset og stresset, men tom og fredfyldt. Du accepterer dig selv og andre, og du dømmer ikke. Andre føler det og vil også nærme sig dig på en anden måde. Du begynder også at gøre uselviske ting for andre uden at forvente noget til gengæld.

Mennesket er et åndeligt væsen og er i sin kerne forbundet med alt og alle. I din kerne får du en dybere kontakt med dig selv, med den anden og med Gud. Du føler, at Gud har en plan for dig, og du overgiver dig til den. Du har din egen energi, din egen bevidsthed og din individuelle sjæl.

Denne energi, denne bevidsthed og denne sjæl er forbundet med alle, så I kan kommunikere med hinanden på alle niveauer.

Denne energi, bevidsthed og sjæl er også forbundet med den universelle energi, den universelle bevidsthed og Supersjælen. Oversjælen er i din kerne, i hjertet, i sjælen i ethvert levende væsen. Det er i hjulets akse, at Gud kan gøre sit arbejde.

For at opleve sammensmeltning og enhed spiller seksualitet en meget vigtig rolle. Vi blev skabt gennem seksualitet. Gennem sammensmeltningen af den mandlige og kvindelige energi oplever du enheden.

Fra seksualitet går du til kærlighed og fra kærlighed til meditation, eller tankeløs bevidsthed, så du når frem til enhed. I din kerne føler du enhed med din partner og med Gud.

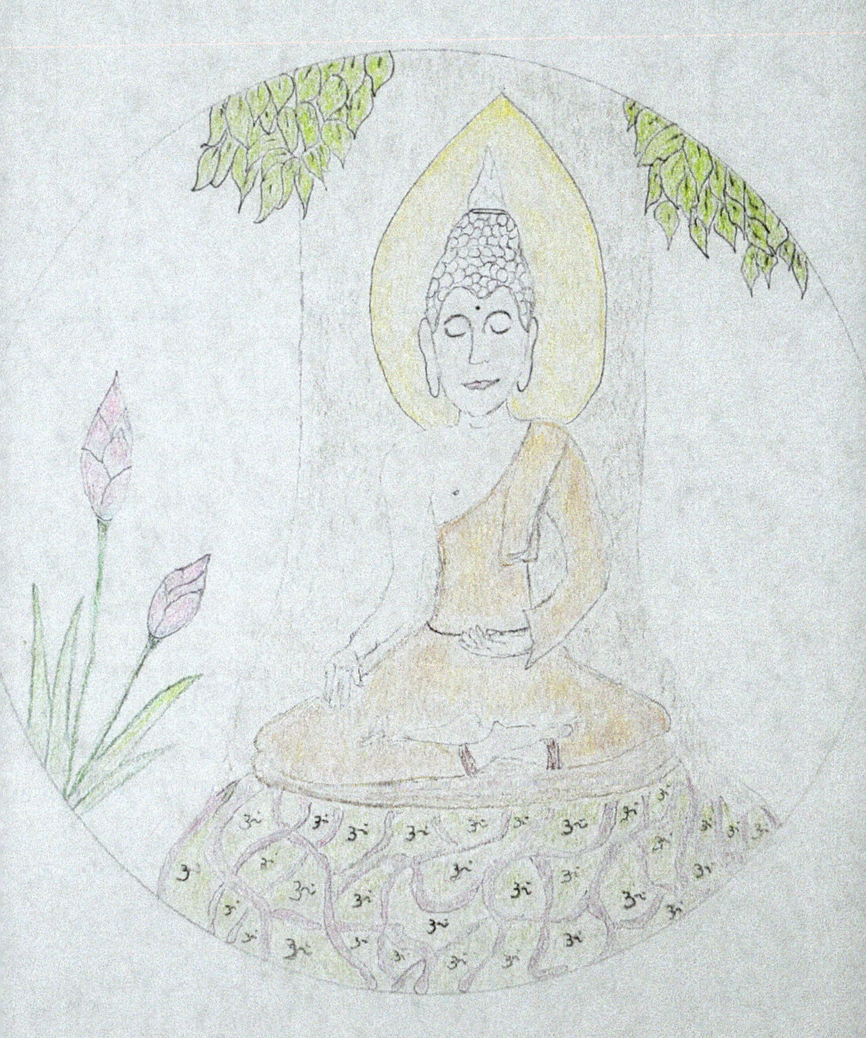

4. Bhakti-yoga

Bhakti-yoga stammer fra Bhagavad Gita, som er en sammenfatning af den vediske visdom, og den indfanger essensen af Indiens ældgamle åndelige visdom.

Bhakti" betyder kærlighed og hengivenhed til Gud. Kærlighed til Gud, til mennesket, til dig selv. Gud er kærlighed, og kærlighed er Gud. Den altomfattende Gud, Hare Krishna, er en central del af Bhagavad Gita.

Arjuna, en vognmand, indleder en samtale med Gud, Hare Krishna. I denne samtale afslører Arjuna sine ønsker og forventninger. Hare Krishna informerer ham om, at hans bønner og anmodninger er hjulet i ham, som taler. Hjulet er en illusion.

Du er ikke din krop, dine tanker og følelser. Du bliver ikke syg og dør, men det er din krop, der bliver syg og går til grunde. Det, der er permanent, er din sjæl, din kerne. Det er din sjæl, som er forbundet med Supersjælen, Gud. Gennem stilhed træder Gud ind og gør sit arbejde.

Fordi Gud er årsagen til alle årsager, accepterer du alt, hvad der sker, selv på slagmarken. Du oplever ikke længere indre kamp eller kamp med hjulet, fordi du stoler på Gud. Guds vilje er lov. Når vi taler om "accept", betyder det ikke, at du siger "ja" til alt.

Accept betyder, at du accepterer konsekvenserne af det, der sker, uanset hvad der sker. Du skal have tillid til Gud og overgive dig til Gud for at blive befriet. Du har en bevidsthed uden tanke, og alle dine handlinger sker gennem Gud.

Du har overgivet dig til Gud, og du stoler på Gud. Alle dine handlinger og beslutninger er inspireret af Gud. Når du får noget fra det høje, kommer det straks ind, uden at du ved hvorfor.

Det er en direkte viden, og du accepterer den automatisk og handler derefter, uanset hvilke konsekvenser det måtte få. Du er ikke ansvarlig for nogen eller noget, og du handler ud fra Gudsbevidsthed.

Hjulet i dig driver dig til handling. Det sker gennem konditionering, lyst og præstationspres, for at nå mål, gennem vaner osv. Du er nødt til at gøre ting, og så er dit sind og dit ego tilfredse.

Det sker på baggrund af tanker, følelser, erfaringer, vaner eller intuition. Det er aldrig spontant og fuldstændigt. Dit sind vil gerne være seriøst og ansvarligt og vil gerne indtage så meget af verden som muligt.

Aktiviteter hjælper dig ikke på din vej til frigørelse. For at lukke Gud ind skal du være afslappet: løs, åben, naturlig og passiv. Hvis du føler, at det ikke er tilfældet, skal du indse, at hjulet er i dig. Hjulet, samfundet, vil ikke tillade dig at være afslappet. I en afslappet tilstand gør du kun de ting, som en højere myndighed dikterer dig. Denne tilstand giver dig plads og fred.

Den universelle energi, den universelle bevidsthed og Supersjælen er Gud. Denne energi, denne bevidsthed, denne sjæl er forbundet med alt og alle.

For at styrke din Gudsbevidsthed kan du læse Bhagavad Gita og gentage mantraet "Hare Krishna". Et mantra er et gentaget budskab, en hellig besværgelse.

Hare Krishna, Hare Krishna
Krishna Krishna, Hare Hare

Hare Rama, Hare Rama

Rama Rama, Hare Hare

Vær altid opmærksom på Gud, og vær opmærksom på de instruktioner, du modtager. Det vil styrke din Gudsbevidsthed.

Du kan meditere på Gud og bruge ritualer. Det er vigtigt kun at fokusere på Gud og ikke lade sig distrahere af de forskellige historier, traditioner og skikke. Gå til kernen, til Gud, og hold det enkelt.

Gudsbevidsthed giver en følelse af fred og lyksalighed og en dybere forbindelse med alt og alle. Du begynder også at udføre uselviske handlinger uden at forvente noget til gengæld.

Kærlighed er foreningen med det guddommelige, foreningen med det guddommelige i din partner, i andre og i Gud. Ved at udvikle ren, ubetinget kærlighed til Gud oplever du enhed og bliver befriet.

Hare Krishna forfører dig med sin kærlighedsenergi til at overgive dig til Gud. Krishna som en kohyrde, der med sit åndelige kærlighedsspil forfører hyrdinderne til at overgive sig til Gud, det større hele.

Den guddommelige fløjtespiller kan vække en stærk seksuel eller livskraft i dig, "kundalini-kraft". Sidstnævnte betyder øjeblikkelig frigørelse og sker kun ved Guds nåde.

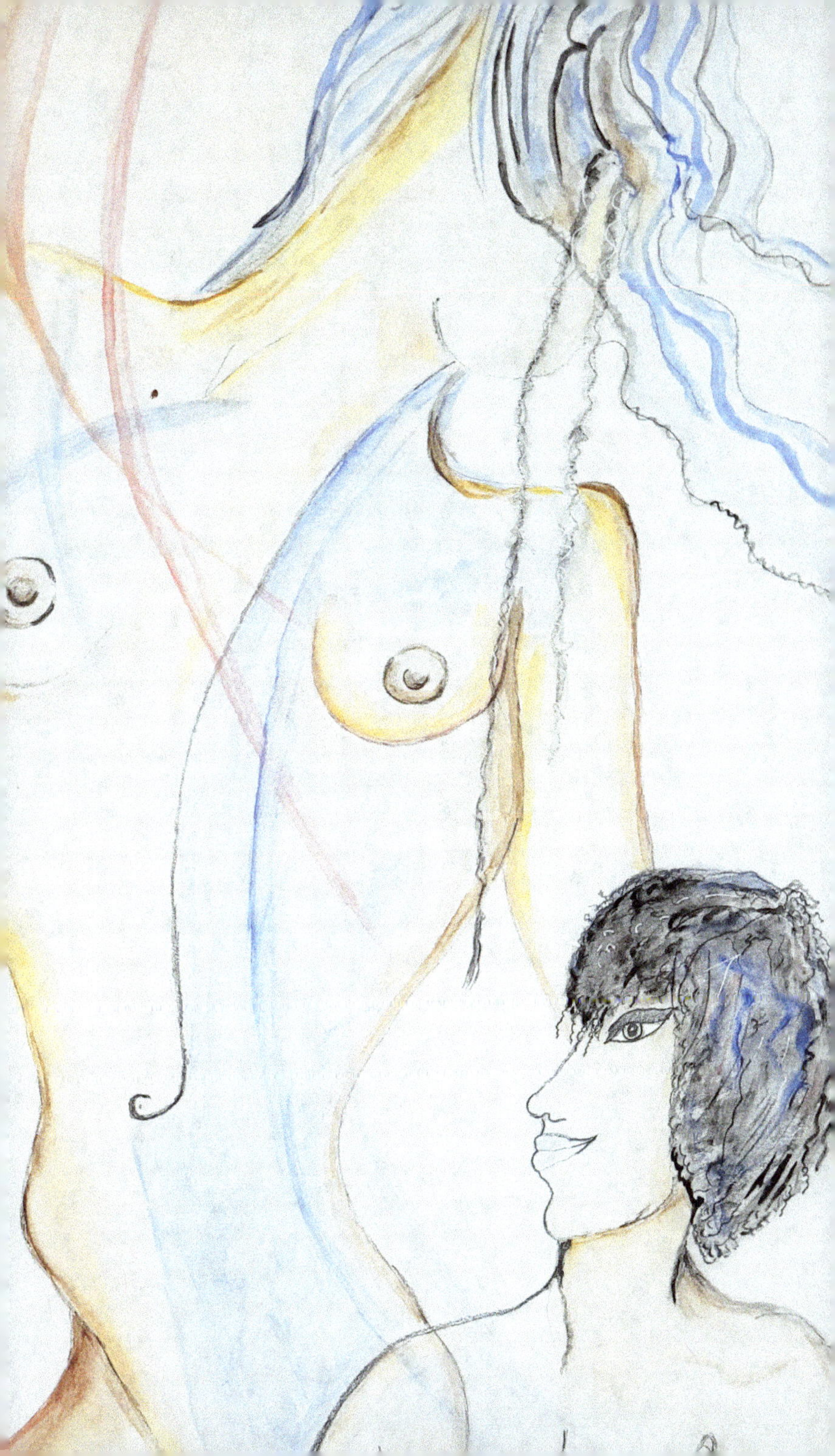

5. Raja-yoga

Yoga forsøger at reducere hjulets indflydelse på dig for at opnå forening med Gud fra din kerne. Patanjali, en indisk lærd og filosof, udarbejdede en yogaform i otte trin i det andet århundrede f.Kr. Denne yogaform kaldes også royal yoga eller "Raja yoga" og er nu meget udbredt i yoga praksis.

De første to trin handler om de rette moralske discipliner og moralske forskrifter, såsom at leve uden vold, uden løgn, uden tyveri, uden uterlighed og uden begær. Internt har du disciplin, du er ren og ren, du er tilfreds og ædru, du er engageret i selvstudier, og du overgiver dig til dit indre selv.

Disse trin tilskynder dig til at ændre din adfærd og dine automatiske rutiner. Friktionen med hjulet bliver mindre, og du kommer tættere på din kerne.

De næste tre trin er: kropsøvelser, åndedrætsøvelser og sanseøvelser.

Det handler om at kontrollere tankerne og sanserne. Krop og sind er således forbundet. Med øvelser kan du reducere og opløse spændinger i din krop, hvilket igen påvirker dit sind. Ved at lave disse øvelser bevidst kommer du tættere på dig selv, dit indre rum. Du bruger din krop, dit åndedræt og dine sanser som et instrument til at skabe opmærksomhed. Man skal passe på ikke at sidde fast i hjulet med yoga, f.eks. ved at arbejde på en smuk krop, ved at være social eller præstationsorienteret.

De sidste tre trin i den ottefoldige yogametode er: opmærksomhed, meditation og forening.Igen handler det om opmærksomhed og meditation. Yoga bringer dig med den rette opmærksomhed og meditation ind i tomheden. I tomheden finder foreningen sted med alt og alle og med Gud sted. Foreningen med Gud bliver sjældent bragt frem i yogapraksis. Gud bruges ikke som en støtte.

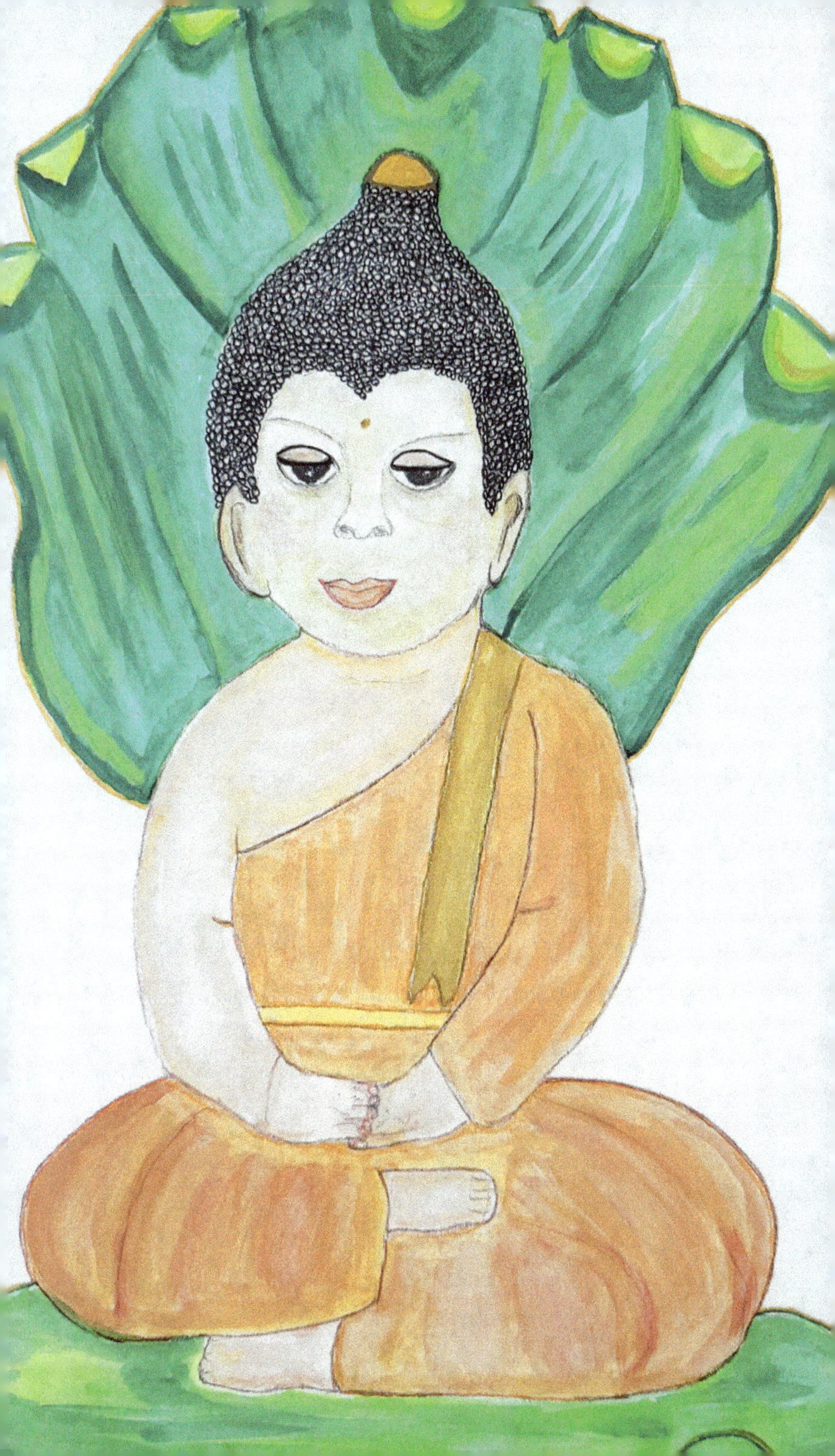

6. Buddhisme

Buddhismen er Buddhas lære, som ikke er rettet mod Gud, men som stræber efter at løsrive sig fra hjulet, dvs. løsrive sig fra materielle begær.

Kernen i buddhismen er en forståelse af lidelse og en måde at fjerne den på.

Buddhismen er baseret på fire ædle eller ædle sandheder.

Livet er lidelse.

Lidelse opstår på grund af begær.

Lidelse kan elimineres.

Lidelse lindres ved at følge den ottefoldige vej.

Lidelse kan fjernes ved at følge den ottefoldige vej. Vejen handler om visdom, god opførsel og meditation. De første fem trin på den ottefoldige vej er:

rette syn, rette hensigt, rette tale, rette handling og rette levevis. Spørgsmålet om, hvad der er "rigtigt", fører til universelle standarder og værdier.

Buddhismen har ligesom andre religioner forskrifter som f.eks. ikke at dræbe, respekt for alle levende væsener, ikke at stjæle, ikke at være kysk og at tale sandt. Vigtigt er kærlighed, medfølelse, glæde og ligevægt. Fokus er på medfølelse, både for dig selv og for andre. Det er vigtigt at være bevidst om sig selv og andre.

Buddhismen er også religionen for ikke-vold. Det betyder ikke kun at undgå fysisk vold, men også psykisk vold. At dømme er en form for mental vold. Hvis du f.eks. siger, at en person drikker meget alkohol, er det en dom. Den anden person føler det.

Hvis du accepterer alting, som det er, har du enhed. Dualiteter som godt og ondt og smukt og grimt har en negativ indflydelse på dig.

Både du og den anden person føler, at der er gjort en forskel, og at der er truffet et valg. Du afviser noget. Du føler, at noget bliver udelukket, og det går imod følelsen af enhed. Lad dette afspejle sig i din rette holdning, hensigt, tale, handling og livsstil.

De sidste tre trin på den ottefoldige vej er:

den rette indsats, opmærksomhed og koncentration.

Det er bevidsthed og meditation, der fører dig til frigørelse. Buddhismen fører dig til tomhed gennem meditation. I tomhedens og stilhedens tilstand er du befriet fra hjulet. I den kosmiske bevidsthed har du fundet stilheden. Du er fredfyldt og lykkelig. Det er fra en tilstand af tomhed og stilhed, at dine handlinger finder sted, uden at du bruger Gud som støtte.

Karma betyder aktivitet og den reaktion, der følger, både positiv og negativ. Karma betyder handling, både fysisk og mentalt, og disse handlinger har konsekvenser for dit nuværende liv og for dine næste liv.

Med karma forbliver du bundet til hjulet. Du er nødt til at gøre gode gerninger for at kompensere for dine dårlige gerninger. Så du forbliver knyttet til dine gerninger, og du forbliver rodfæstet i hjulet.

Så længe du ikke er forbundet med det højere og stadig er knyttet til hjulet, gør du alting i uvidenhed, og du kan ikke bebrejde dig selv eller nogen, fordi du ikke ved bedre.

Når du har overvundet uvidenheden, illusionen om hjulet, er du straks fri. Gennem fusionen med det guddommelige er alle dine tidligere handlinger og din karma ikke længere vigtige.

I Østen tror man på reinkarnation. Dette er en sjæls rejse fra et legeme til et andet, liv efter liv. Det er en genfødelsesproces, en cyklus af død og fødsel. Når du er befriet og ikke længere rein-karnerer, er din karma løst.

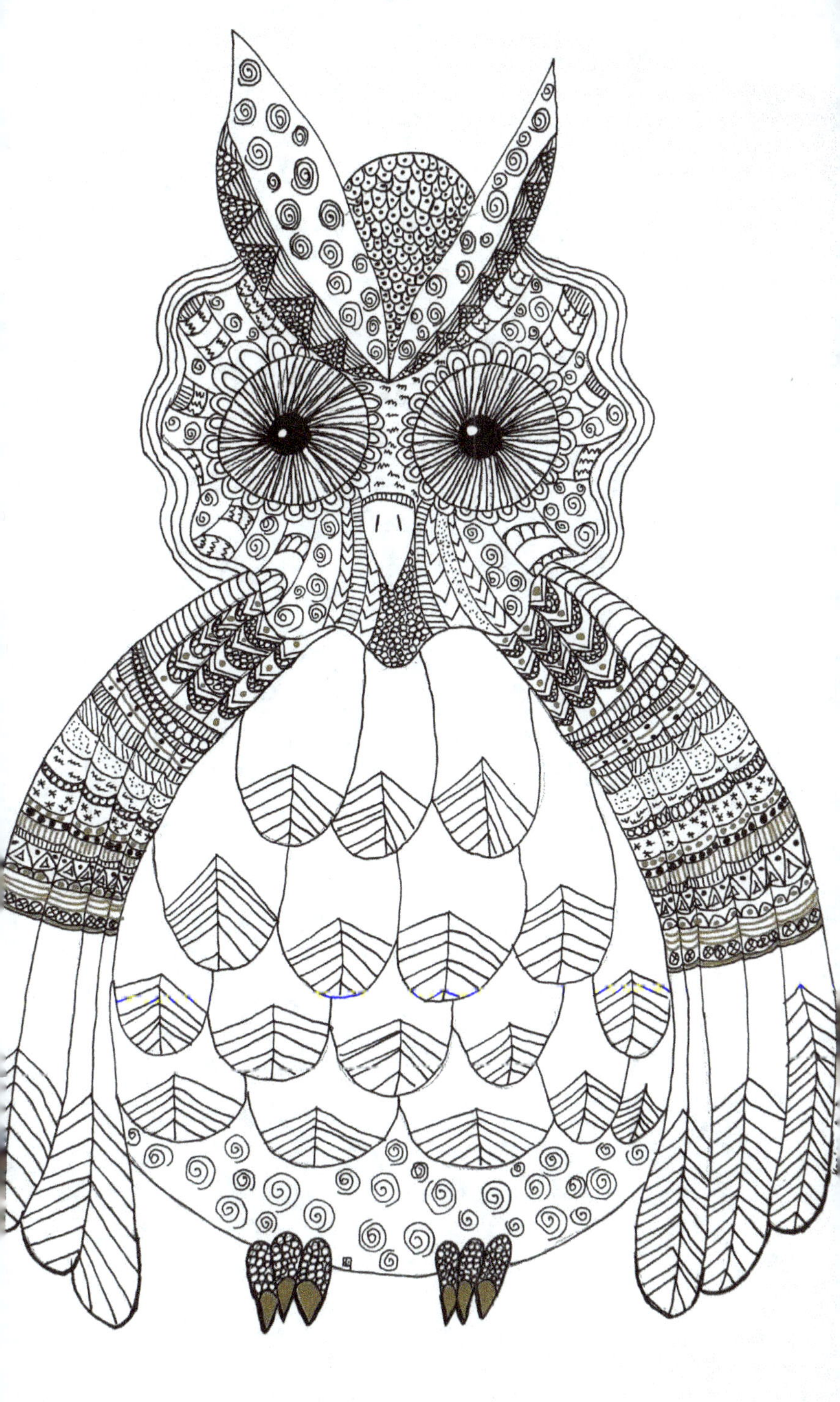

7. Tantra

Tantra stammer fra den vediske tradition og har til formål at opnå åndelig udvidelse og frigørelse. Tantra bruger meditationsteknikker og arbejder med erfaringer og er stærkt praksisorienteret.

7.1 Konfrontation

Det er vigtigt at udvikle menneskelig styrke ved at konfrontere sine egne svagheder. Gennem berøring og intimitet eller ved at gå ind i dig selv og fremkalde følelser og oplevelser konfronterer du svagheder, der er opstået gennem f.eks. konditionering og manipulation. Tænk på dit mindreværdskompleks, dine følelser af skyld og skam, din frygt, vrede og tristhed.

Du konfronterer bevidst hjulet i dig selv. Ved at gøre dig sårbar over for din partner eller andre kommer alle mulige ting op til overfladen. For eksempel: Er min krop god nok, og hvad synes den anden om den?

Du accepterer dig selv, og du accepterer det, der sker, og du overgiver dig til universet. Du går ind i en tilstand af tankeløs bevidsthed, og du stoler på universet og lader alt komme til dig. Med "acceptere" mener jeg, at du bare er vidne uden at dømme. Det er en overgivelse til den større helhed: at se den i øjnene og acceptere den.

7.2 Seksuel energi

Tantra arbejder også med transformation af seksuel energi til åndelig energi. Alle har seksuel energi og seksuelle følelser og tanker. Det er behageligt for mange mennesker, og det er let at holde opmærksomheden der. Med tankeløs opmærksomhed bliver du ved med at være opmærksom på fornøjelsen og fornemmelserne i din krop og dit sind. Du lader dig ikke let distrahere af jordiske ting.

Seksualitet er derfor et fremragende middel til at opnå enhed. Foreningen af den mandlige og kvindelige energi fører til enhed og bringer dig ind i din kerne.

Den seksuelle energi eller livskraftsenergi er i hver eneste celle i din krop. Der er en meget stærk seksuel kraft gemt i dit perineum, kundalini. Perineum er din bækkenbundsmuskel, dit halebenchakra.

Kundalini er livskraften, også kaldet slangekraften, som også er skjult i dit perineum. Det er derfor, at tantra bruger kroppen til din vej til frigørelse. Ikke gennem askese og opgivelse af din krop og dit sind, men gennem seksuel spænding, glæde og leg. Berøring bruges også til at afsløre spændinger, smerte og sårbarhed.

Ved at være til stede i din kerne under berøring og forblive nysgerrig kan du gøre store fremskridt i forbindelse med at skabe forbindelse og give næring til sjælen.

Øvelser med en let intimitet kan bruges til at vække den seksuelle energi. Du kan også blive ophidset gennem seksuelle handlinger. Berøring kan være spændende, beroligende og plejende.

Du har ikke altid brug for en anden, for både den mandlige og kvindelige energi er i din krop. Du kan smelte disse to energier sammen og lade dem flyde gennem din krop. Med din fantasi og gennem meditation kan du vække og sammensmelte energien i dig selv.

Gennem kreativ fantasi om Gudinden eller Gud kan du vække den indre oplevelse af enhed og Guds nærvær. Du bliver modtagelig, og din opmærksomhed bliver hos objektet, f.eks. din krop, en skulptur eller et billede med seksuelt indhold.

Ved at generere og lede den seksuelle energi gennem din krop gennemgår du en åndelig transformation. Du kan følge dette med din følelse, tankeenergi eller sindets øje (tredje øje). Dit åndedrætsflow kan hjælpe dig med at gøre dette.

Denne energi bevæger sig fra dit kønscenter til din krone, hvor du får en oplevelse af enhed. Det handler altså ikke om begær og nydelse. I så fald vil din energi flyde væk gennem dit kønscenter, og du vil være tilbage i midten af hjulet, udmattet og helt frakoblet.

Når din kærlighed og din følsomhed i dit hjerte er forbundet med den seksuelle energi, er din seksuelle energi lettere og får lettere adgang til den. Du holder ikke fast i energien, og du udleder den ikke. Når du laver øvelserne sammen med en anden person, kan der lure nydelse, lyst og trang til at udføre dem. Det er vigtigt, at begge parter er på samme bølgelængde.

I denne sammenhæng betyder "på samme bølgelængde" løs og naturlig og i tankeløs bevidsthed, ikke fokuseret på præstation og aflad.

Du skal være helt tom, dvs. uden tanker og følelser. Hvis der er nogen tanker, er du vidne til dem, og du vil bemærke, at de forsvinder. Hjulet skal være ude af din krop og dit sind; der skal være. Der skal være renhed i sind og krop. Først da kan du mærke dig selv og din partner.

Den seksuelle energis ophidselse og energiens opstigning i kroppen kombineret med tankeløs opmærksomhed hjælper dig til at komme ind i en tilstand af enhed. Shivas sammensmeltning med Shakti, eller bevidsthedens sammensmeltning med energi, fører til enhed og frigørelse.

I dit kønscenter, i dit perineum, er der en meget stærk seksuel urkraft, kundalini, der er rullet op. Når den vækkes og strømmer gennem din krop til din krone, skaber denne meget stærke kraft en tilstand af frigørelse.

Kundalini-energien påvirker dit fysiske, følelsesmæssige,

mentale og åndelige liv. Kundalini yoga arbejder med kundalini-energien. At vække kundalini-energien med yoga er ikke en selvfølge. Du kan også få en kundalini-opvågning spontant, f.eks. som følge af en begivenhed.

Gud er årsagen til dette, og det er ved Guds nåde, at du kan opleve dette.

7.3 Transcendens

Tantra bruger teknikker som transcendens og transformation. Du er så vidne til det, der sker udenfor og indeni dig. Du går ind i dig selv og ser, hvad der sker med dine tanker, følelser og oplevelser.

Det betyder, at du ikke længere tænker og dømmer, men at du bliver tilskuer. Alt dette i tankeløs bevidsthed.

Du gennemgår en indre proces, og du bemærker, at dine første tanker og følelser kan ændre sig efter et stykke tid og derefter forsvinde.

Transcendens følges af transformation. Det betyder, at din bevidsthed har ændret sig. Bevidstheden om hjulet i dig er blevet omdannet til bevidstheden om tomhed, om det guddommelige.

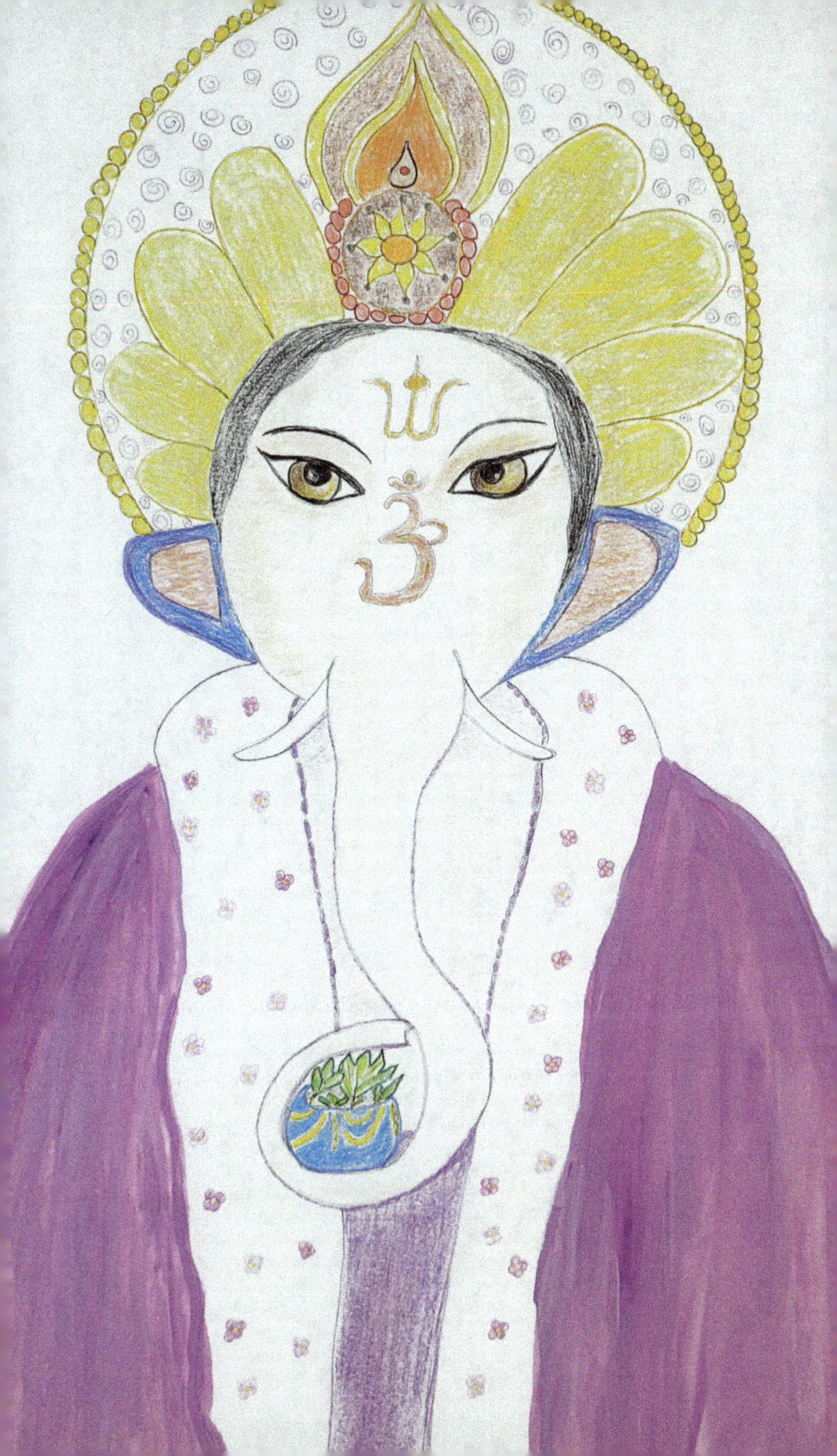

8. Meditationsteknikker

Fra den østlige lære og traditioner er det klart, at meditation er midlet til at nå tomhed og til at indrømme Gud.

8.1 Forberedelse

Det er vigtigt at reducere hjulets indflydelse. Det betyder, at du skal tilpasse din livsstil, så dit sind og din krop bliver rolige og stille. Søg stilhed og undgå de mange stimuli fra hjulet. Gå ud i naturen og mærk den energi, fred og ro, som naturen giver dig.

Undgå overdreven stimulering, retning og kontrol af hjulet. Dine kære, medierne, arbejdet og regeringen har stor indflydelse på dig. I løbet af processen vil du møde de rigtige mennesker, som ikke er optaget af materialisme og fornøjelser. Hold øje med din kost, for din krop er dit redskab. Vær ikke for opmærksom på din mad og din krop, for ellers har hjulet travlt i dig.

Læs spirituelle tekster og øv dig i kropskontrol gennem yoga, hvor målet ikke er at få en smuk og stærk krop eller at søge sociale kontakter, men at hjælpe dig på vej til en tilstand af enhed.

Når du begynder meditationspraksis, er følgende praktiske ting vigtige.

Sæt først tid af til det, og sørg for, at du ikke bliver forstyrret. Brug et rum, hvor temperaturen er behagelig, og hvor du ikke bliver distraheret af lyde. Brug en yogamåtte, puder, tæpper eller en stol, så du kan ligge eller sidde behageligt stille i lang tid.

Du kan sidde med krydsede ben eller med strakte ben. Sid altid med ret ryg på gulvet eller på en stol, Hold kroppen afslappet og øjnene lukkede. Læg tungen mod ganen, og træk vejret gennem næsen.

Det kan tage et par minutter, men også flere timer, afhængigt af hvor godt du behersker teknikkerne. Tid er ikke vigtigt for meditation. Det handler om, hvor dybt du kan gå, og det skal være behageligt. Nyd din meditation.

I begyndelsen vil det kræve en vis indsats, men senere vil teknikkerne blive en del af din hverdag. Mens du spiser eller går, er du bevidst i handlingen. Du er afslappet, løs og naturlig. Når du spiser, spiser du, og du nyder maden. Tid er ikke vigtigt.

8.2 Opmærksomhedsøvelser

Begynd med opmærksomhedsøvelser, efterfulgt af koncentrationsøvelser.

Du kan bruge dit sindets øje, dit tredje øje, til teknikkerne. Det er placeret midt i panden, lige over punktet mellem øjenbrynene. Ved at rette din opmærksomhed mod dit sindets øje opnår du en højere bevidsthed.

Med mindfulness-øvelserne lærer du at holde din opmærksomhed på noget, f.eks. dit hjerte, dit tredje øje eller dit solar plexus. Dit solar plexus er det tredje chakra, navlechakraet, som står for viljestyrke.

Du lærer at styre dit sind, og ved at rette din opmærksomhed mod f.eks. dit hjerte kan du udvikle hjerteenergi. Ved at fokusere på dit perineum kan du generere og styrke din seksuelle energi. Ved at fokusere på navleområdet kan du styrke din indre styrke. Du kan også bruge din opmærksomhed til at følge energistrømmen i din krop.

Fokuser f.eks. din opmærksomhed på en del af din krop eller på din vejrtrækning. Efter et stykke tid vil du opdage, at du bliver distraheret af tanker: din opmærksomhed vandrer rundt. Vend din opmærksomhed tilbage til det, du var i gang med, og observer uden at dømme.Træk vejret bevidst og roligt. Du kan styre dit åndedræt eller lede det til et sted i din krop. Du visualiserer åndedrættets strøm til det område, hvor din opmærksomhed er fokuseret.

Hvis du fokuserer din opmærksomhed på noget i lang tid og intenst, fører det til koncentration. Hvis du forbliver koncentreret i længere tid, vil følelsen og fornemmelsen i området øges. På et tidspunkt slapper hele din opmærksomhed af, og du mister objektet.

Til sidst kommer du til tomhed, til stilhed, til tankeløshed. Både dit sind og din krop er kommet til ro.

Her er nogle eksempler til dine opmærksomheds- og koncentrationsøvelser:

Vær opmærksom på din vejrtrækning, fra hele indånding til hele udånding.

Vær opmærksom på åndedrættets vendepunkter, hvor indånding går over i udånding.

Vær opmærksom på pauserne, stilhederne mellem indånding og udånding.

Vær opmærksom på dit perineum, dit kønscenter. Der er en enorm kraft her, som kan bruges til at omdanne seksuel energi til åndelig frigørelse.

Vær opmærksom på det område af brystet, hvor dit hjerte sidder. Her er den kærlighed, som du har brug for at forvandle.

8.3 Omdannelse

Meditation er godt til at bearbejde ubearbejdede følelser, følelser og oplevelser. De er blokeringer i dig, som forhindrer dig i at være helt afslappet, løs og naturlig.

Luk øjnene og vend din opmærksomhed indad.

Gå med din opmærksomhed til situationer fra din fortid, som du stadig har problemer med i dag, eller giv opmærksomhed til dine uforarbejdede følelser og oplevelser. Dine følelser af frygt, vrede og tristhed vil dukke op.Bliv i den situation eller med de følelser så længe som muligt.

Du er vidne til det, der sker med dine følelser, tanker og krop. Læg ikke vægt på det og se det på afstand. Fortsæt med at trække vejret roligt og dybt.

Du vil bemærke, at dine tanker og følelser ændrer sig og til sidst forsvinder. Dit sind og din krop bliver også tomme og afslappede. Du har accepteret alt, og der er ikke længere nogen splittelse i dig.

Fra din bevidsthed om situationen eller følelsen går du til tomheden, til det guddommelige i dig.

8.4 Meditativ læsning

Meditativ læsning af åndelige tekster giver dig viden, indsigt og højere intelligens og bringer dig ind i guddommelig bevidsthed. Lad åndelige sætninger og tekster virke på dig og se, hvad de gør ved dig. Du er i tankeløs bevidsthed, og du er kun opmærksomhed. Det vil ændre din bevidsthed fra det verdslige til det guddommelige.

Eksempler på meditativ læsning:

Jeg føler Gud, i uendelighed.

Jeg føler den totale integration af den individuelle sjæl med den kosmiske sjæl.

Jeg er løs og naturlig og helt afslappet for at lukke Gud ind.

I alt, hvad jeg gør, føler jeg Gud.

Gud er årsagen til alle årsager.

Jeg ved, at der ikke er nogen tilfældigheder i hele universet.

8.5 Fantasi

Fantasi og fantasi kan bruges til meditation. Billeder fortæller ofte mere end ord. Med din fantasi kan du fremkalde nye oplevelser og indsigter. En guidet visualisering kan hjælpe dig med dette. Lad nogen guide dig og tage dig med ind i historien.

Du kan også vække din egen fantasi. Lad et billede af Gud eller f.eks. et erotisk billede af Yab Yum virke på dig. På tibetansk betyder Yab Yum den seksuelle sammenblanding af mand og kvinde og symboliserer opløsningen af dualitet. Du bruger fantasiens kraft til at slappe af i krop og sind. Du kan bruge din fantasi til at skabe og styre seksuel energi.

Sæt dig i en oprejst, behagelig meditationsstilling. Gå indad med lukkede øjne og lad din fantasi gøre sit arbejde.

Følgende er eksempler på, hvordan du kan rejse indad med din fantasi:

Se dig selv som en lyskilde. Du er forbundet med lyskilden. Dit æteriske legeme udstråler lys til ydersiden. Inde i din krop strømmer lyset opad fra neden.

Forestil dig solen og føl dens varme.
Solen, Hare Krishna, brænder alt.
Mærk, hvordan dit sind og ego, dvs. hjulet, forsvinder.
Du føler tomheden, uendeligheden.

Du kan bruge følgende tekst som ledsagelse til denne rejse:

Lad solen skinne på dig,

alt lys omgiver dig,

bære Guds lys og skinne.

Læg dig ned på jorden med lukkede øjne og rør dig ikke.

Slap af og forestil dig, at du er døende.

I mellemtiden går livet sin gang.

Luk øjnene og forestil dig mørke.

Gå ind i mørket, omfavn mørket.

Se din frygt og sårbarhed i øjnene og giv slip på dem.

Opløs dig og mærk dit indre rum.

Du er udødelig, når du kan dø i dit indre rum.

8.6 Fantasi og forestillingsevne

I transcendental meditation retter du ubesværet din opmærksomhed mod f.eks. en lyd, som får dig til at gå ind i dig selv. Her er der ikke tale om koncentration, hvor opmærksomheden er rettet mod en tekst eller et emne.

Lyt til lyden af ord. Bliv ved med at være opmærksom på dem. Ord bliver til lyde, og lyde bliver til følelser, og følelser bliver til tomhed.

Følg mantraet AUM, og du kommer til det absolutte, ved at holde din opmærksomhed på lyden af AUM fra start til slut. Gong'en kan hjælpe dig til at komme ind i tomheden. Lyden har en beroligende virkning på dit nervesystem, krop og sind og har en helbredende effekt.

Til dette formål lægger du dig ned på jorden i en afslappet tilstand med lukkede øjne. Du skal først rette opmærksomheden mod din krop og lade den slappe helt af. Dit ansigt er afslappet, og din dybe maveånding er rolig. Gongens vibrationer har en stor indvirkning på din krop og dit sind.

Hver eneste celle i din krop bliver berørt. Din krop og dit sind bliver helt afslappet. Under din indre rejse kommer ubearbejdede følelser op til overfladen og bliver bearbejdet.

8.7 Seksuell energi

Seksuel energi kan være et middel til at opnå enhed. Det er vigtigt, at din krop og dit sind er afslappet, før du udfører øvelserne. Du er løs, naturlig, legende, spontan og passiv, og derfor bruges der ingen specifikke kropsholdninger. Derfor diskuteres der ingen specifikke stillinger, positioner eller åndedrætsteknikker. Det er distraherende og resulterer hurtigt i kontrol og styring.

Dit sind og din krop er tomme, og du ser, hvad der sker. Jeg råder dig til at bruge nogle meditationsteknikker på forhånd for at komme ind i tomheden.

Her er nogle øvelser med en partner:

Find intimitet med din partner gennem berøring, og væk seksuel energi. Gør det stille og roligt, naturligt og i fuld bevidsthed. Du er ikke fokuseret på noget, og der er ingen vejledning eller kontrol fra dit sind. Du må ikke miste dig selv i ophidselse, begær, nydelse og orgasme gennem berøring. Undgå at lægge mærke til dine kønsorganer, din lingam eller yoni; opbyg ikke spænding i dine kønsorganer.

Giv tanker, følelser og spændinger din konstante opmærksomhed, dette i generel opmærksomhed. Du er bevidst om dig selv og den anden. Du er åben over for alle sansninger og følelser. Fra din kerne mærker du hele din krop og dit sind. Du accepterer dette, og gennem den konstante opmærksomhed bemærker du, at din bevidsthed ændrer sig.

Kærligheden til dig selv og den anden bliver stærkere, og du kommer ind i en tomhed, hvor du føler enhed med din partner og Gud. Både du og den anden føler, at I er autentiske. Ikke kun i dette kærlighedsspil, men i hele dit liv. Først da opstår ægte kærlighed.

Fortab dig ikke i bevægelser og tanker. Opmærksomheden bør ikke blive en kontrol og styring fra sindet, dine tanker. Vær opmærksom på den genererede energi og dens strøm i din krop. Du vil bemærke, at den seksuelle energi smelter sammen med kærlighedsenergien.

Dit sind, din tankekraft og din fantasi kan hjælpe dig med at mærke energien. Med dit åndedræt kan du lede din seksuelle energi fra dit perineum til din krone. Mens du gør det, skal du også trække din anusmuskel sammen. Mærk, at sammen-smeltningen af bevidsthed og energi fører til enhed, både med din partner og med Gud.

Nedenfor er teknikker uden en partner:

Fordi den kvindelige og mandlige energi er i dig, kan du bruge din egen krop til fusionen. Øvelserne er næsten de samme som med en partner. Opvæksten sker på en anden måde, fordi du ikke har nogen kontakt med en partner. For at vække og lede den seksuelle energi er der følgende teknikker:

Du bruger din opmærksomhed og fantasi, for nu har du ingen fysisk kontakt. Mærk varmen og lyset i dit perineum. Dette vil styrke den seksuelle kraft i dig. Forbind dig med himlen, bevidstheden og forbind dig med jordens energi og lad dem smelte sammen i dit perineum.

Mærk, hvad det gør ved din krop og dit sind. Kig i tankeløs opmærksomhed på energigivende billeder og billeder og brug din fantasi. Væk den seksuelle energi i dig og tillad fusionen af den mandlige og kvindelige energi at finde sted.

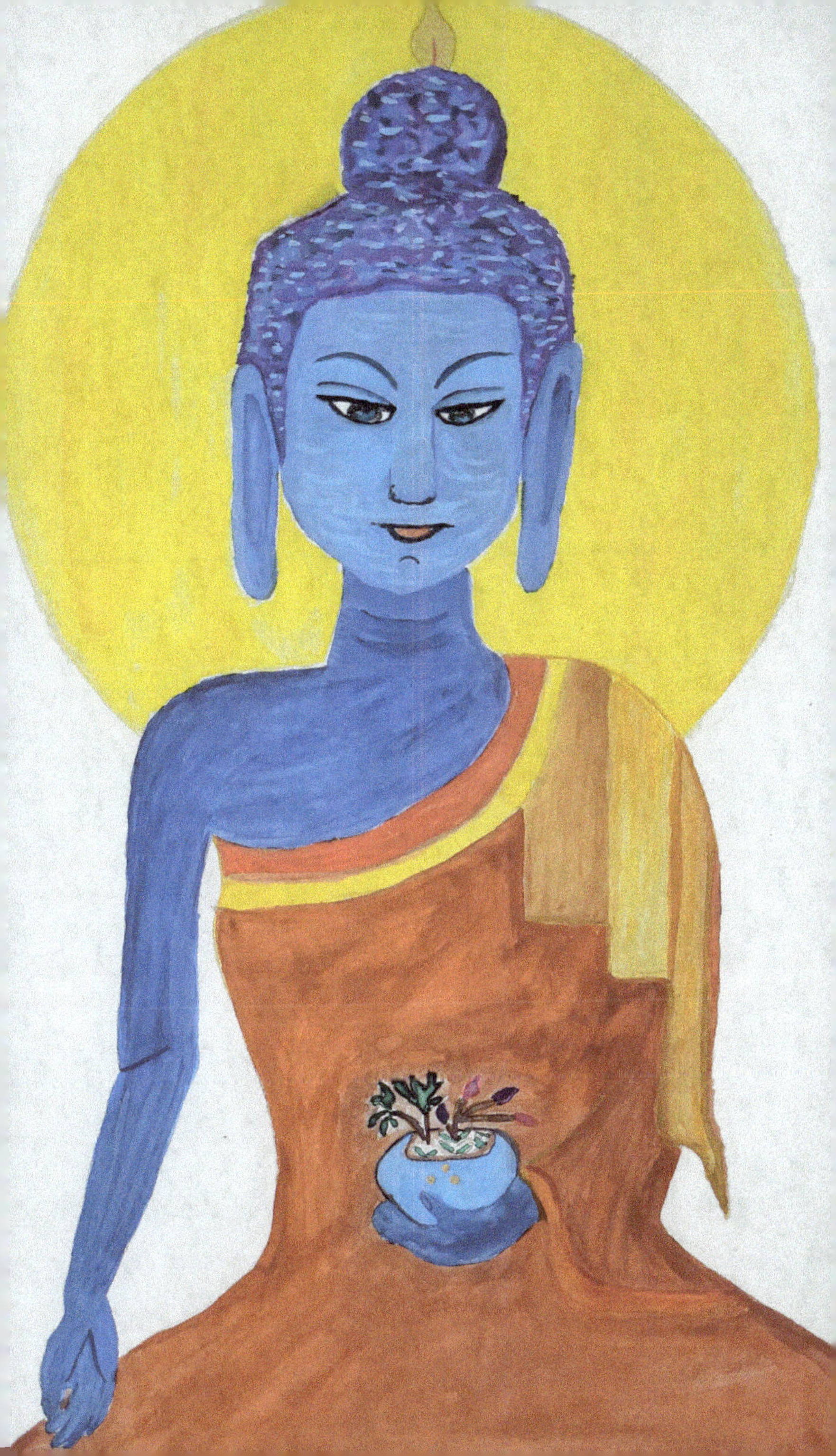

9. Konklusion

Samfundet og hjulet i dig vil ikke gøre det let for dig.

Med visdom, indsigt, opmærksomhed og indsats vil du komme længere og længere på din vej til befrielse.

Ved at acceptere alt, hvad der sker, og ved at være afslappet, løs og naturlig og leve i gudsbevidsthed, bliver du et lysvæsen.

Held og lykke og god fornøjelse på din vej mod frigørelse.

Hare Krishna

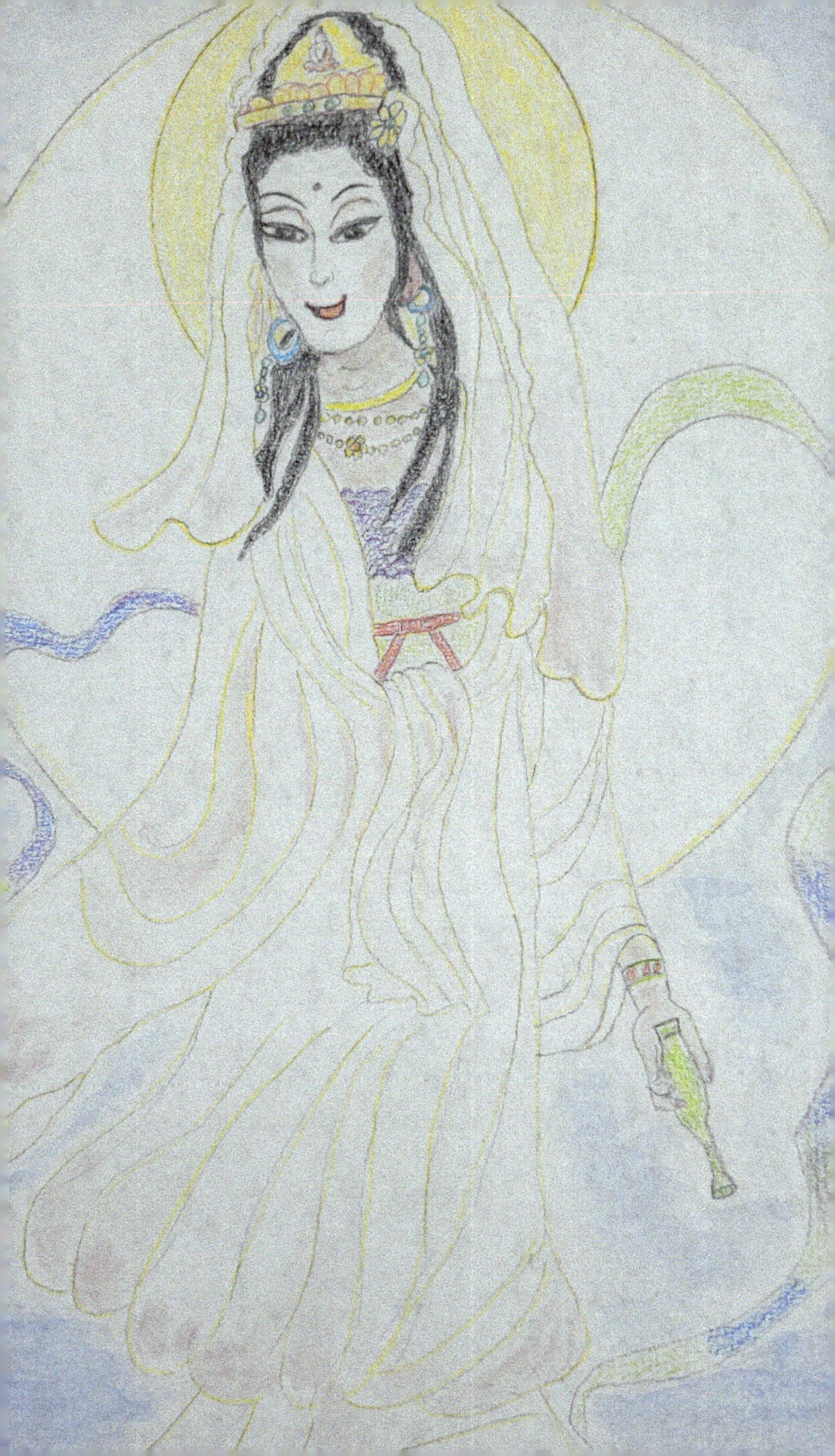

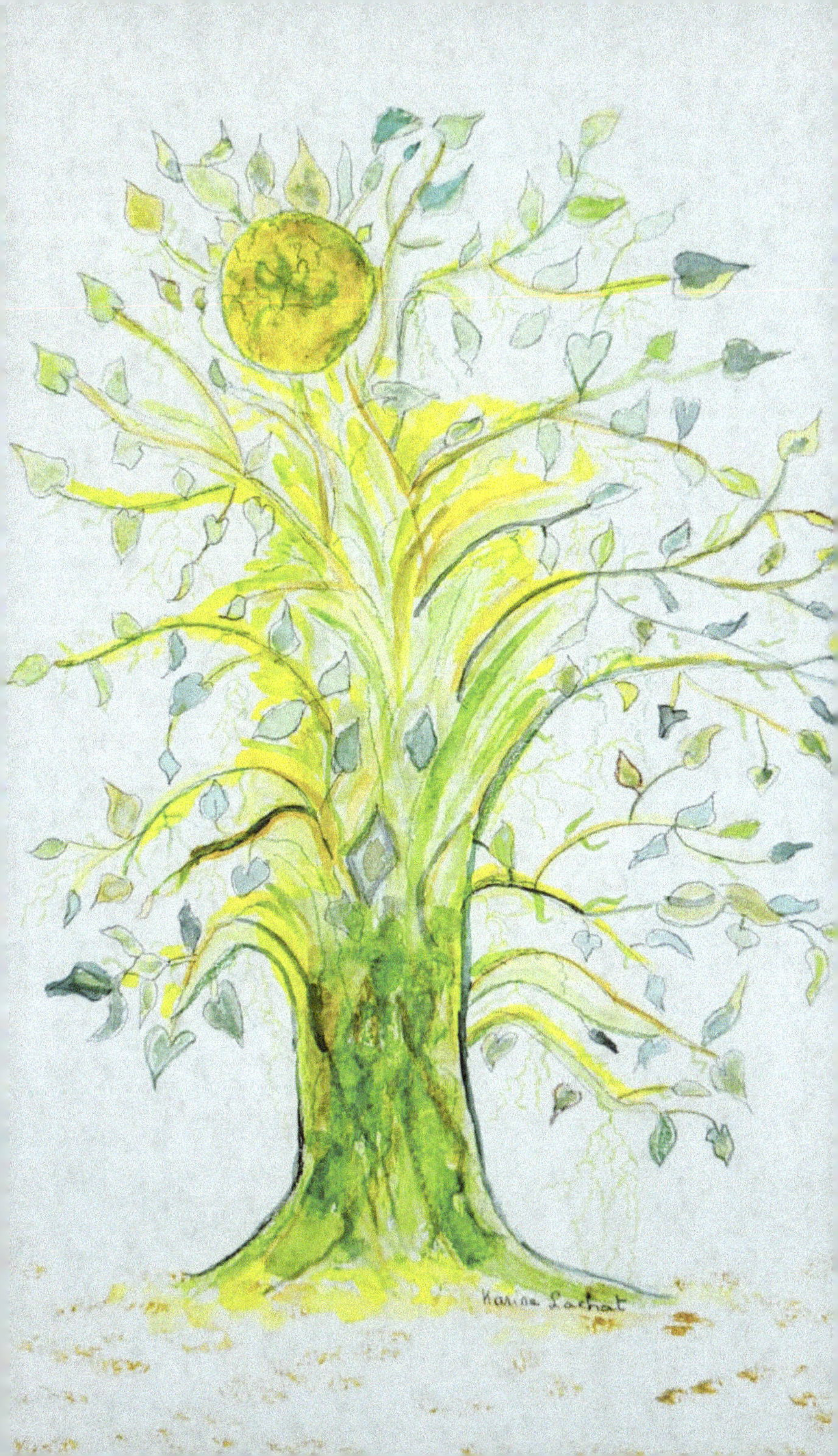

Karine Lachat

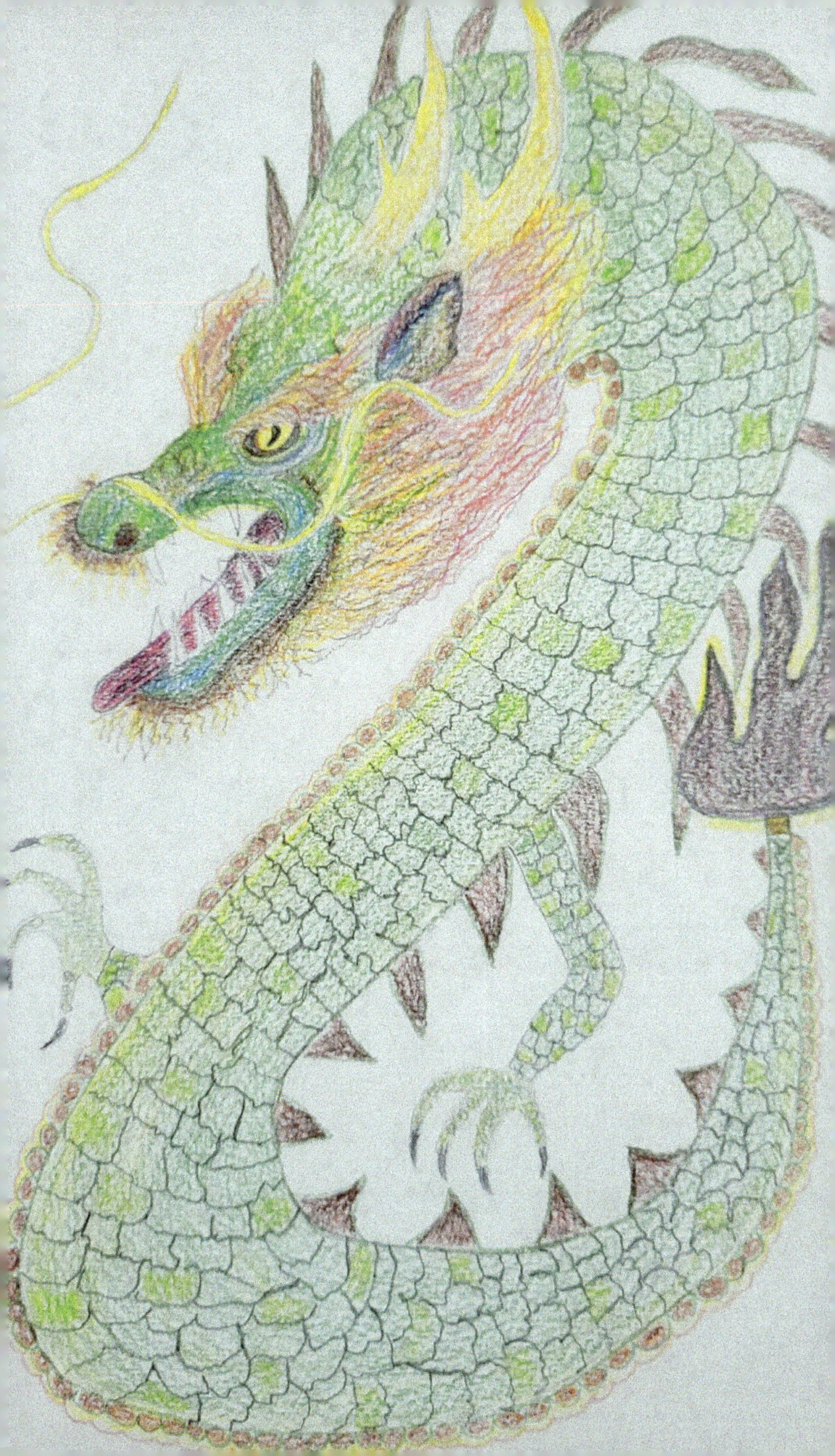

www.ingramcontent.com/pod-product-compliance
Lightning Source LLC
Chambersburg PA
CBHW070032260726
48658CB00002B/603